Cómo Adelgazar
y Mantenerse Delgada

Y cómo hacer adelgazar y mantener delgada a su familia

Melisa Valdéz

Copyright © 2017 Melisa Valdéz

Copyright © 2017 Editorial Imagen.
Córdoba, Argentina

Editorialimagen.com
All rights reserved.

Revisado por Dr. Jacob T. Morgan

Todos los derechos reservados. Ninguna parte de este libro puede ser reproducida por cualquier medio (incluido electrónico, mecánico u otro, como ser fotocopia, grabación o cualquier sistema de almacenamiento o reproducción de información) sin el permiso escrito del autor, a excepción de porciones breves citadas con fines de revisión.

CATEGORÍA: Salud/Dieta y Nutrición

Impreso en los Estados Unidos de América

ISBN-10: 1-64081-039-0
ISBN-13: 978-1-64081-039-6

Índice

INTRODUCCIÓN 1

PRIMERA SEMANA 3

    Primer día: 1.396 calorías 5

    Segundo día: 1.454 calorías 7

    Tercer día: 1.454 calorías 9

    Cuarto día: 1.402 calorías 11

    Quinto día: 1.423 calorías 13

    Sexto día: 1.422 calorías 15

    Séptimo día: 1.406 calorías 17

SEGUNDA SEMANA 19

    Primer día: 1.414 calorías 21

    Segundo día: 1.466 calorías 23

    Tercer día: 1.423 calorías 25

    Cuarto día: 1.419 calorías 27

    Quinto día: 1.453 calorías 29

    Sexto día: 1.456 calorías 31

    Séptimo día: 1.422 calorías 33

Más Libros de la Autora 37

Más Libros de Interés 38

INTRODUCCIÓN

La gran mayoría de las comidas que comemos diariamente tienen su origen en países europeos, en especial España e Italia. Esas comidas heredadas de la casa materna, las que incorporamos en nuestro hogar, en el menú cotidiano, son abundantes en grasas e hidratos de carbono (enemigos potenciales de la silueta).

De pronto, un día cualquiera, suena el timbre de alarma: tenemos varios kilos de más que se resisten a abandonarnos, y lo mismo ocurre con algunos de los miembros de nuestra familia.

Para atacar el problema de frente, la autora de este libro le ofrece una dieta organizada para dos semanas, es decir 14 días. Pero usted puede prolongarla 3, 4, 5 semanas o el tiempo que le demande obtener su peso ideal. Una vez logrado esto, y para mantenerse en línea, incluya en las comidas que se realicen en su hogar estos platos, alternándolos con los platos tradicionales.

Como no se trata de un régimen de shock, no adelgazará muchos kilos de golpe. El adelgazamiento será sin prisa pero sumamente efectivo, por lo tanto esta dieta no le hará mal, no tendrá problemas nerviosos y conservará intacto su buen humor.

Su cuerpo recibirá no más de 1.500 calorías por día, de las cuales 90 a 100 gramos serán albúminas; 50 gramos de grasas y 150 gramos de hidratos, y le garantizamos la obtención de vitaminas necesarias para el organismo siempre y cuando usted se atenga a nuestro plan.

El total de calorías diarias no llegará a las 1.500, por lo tanto puede agregar un segundo desayuno alrededor de las 10 de la mañana consistente en un jugo de zanahorias, 1 yogurt y 50 gramos de fruta (no muy dulces).

La cena está dividida en cena y cena tardía, de esa forma si se acuesta tarde no sentirá el estómago lánguido al acostarse.

Un consejo: le conviene hacer las compras para una semana, así podrá repartir los ingredientes estipulados diariamente en la dieta.

Para tener en cuenta: puede utilizar toda clase de aderezos, especias y condimentos que guste en cantidades moderadas.

PRIMERA SEMANA

Primer día: 1.396 calorías

DESAYUNO: 315 calorías.

Licuado de frutillas

Licuar 100 gramos de frutillas frescas con 1 cucharadita de miel y 100 gramos de yogurt. Acompañar con 1 tajada de pan integral untada con 5 gramos de manteca. 1 huevo pasado por agua. Café o té con 1 cucharadita de leche.

ALMUERZO: 551 calorías

Milanesa con vegetales crudos y cocidos

Lavar 100 gramos de lechuga (guardar la mitad para la noche) y sazonar con 1 cucharadita de aceite vegetal, 1 cucharadita de jugo de limón, sal y pimienta.

Salpimentar 1 milanesa de ternera de 125 gramos, freírla de los dos lados en 1 cucharadita de aceite vegetal caliente, servirla con 1 rodaja de limón encima y acompañar con 250 gramos de espárragos hervidos y 100 gramos de papas hervidas sazonadas con una pizca de sal, 5 gramos de manteca y jugo de limón.

De postre servir 100 gramos de damascos frescos pelados mezclados con 1/2 manzana en trozos y 5 gramos de almendras peladas.

MERIENDA: 39 calorías.

100 gramos de frutillas frescas.

CENA: 404 calorías.

Ensalada con camarones y vegetales

Limpiar y cortar en trozos 200 gramos de espárragos, hervirlos en muy poca agua, escurrir y mezclarles 100 gramos de camarones limpios, aderezar con 2 cucharadas de yogurt, 1 cucharadita de mayonesa y 1 cucharadita de jugo de limón.

Servir sobre 50 gramos de hojas de lechuga limpia. Acompañar con 1 tomate pequeño cortado en rodajas, 1 rebanada de pan integral y 1 tajada de queso tipo Mar del Plata cortada muy fina.

CENA TARDIA: 87 calorías.

1 manzana mediana cortada en tajadas finas y mezcladas con 10 gramos de germen de trigo.

Segundo día: 1.454 calorías

DESAYUNO: 327 calorías.

100 gramos de leche fresca mezclada con 30 gramos de germen de trigo - 4 rabanitos con una pequeña cantidad de sal y café o té con 1 cucharadita de crema.

ALMUERZO: 577 calorías.

Pescado con salsa y papas

Hacer hervir 1/2 litro de agua con 1 hoja de laurel, 1/2 cebolla, 3 gramos de pimienta y 1/2 cucharada de vinagre. Colocar 100 gramos de merluza en filet y hervir a fuego lento.

Derretir 20 gramos de manteca, agregar 1 cucharadita de harina, 1 cucharada de mostaza y batiendo con un batidor incorporar 5 cucharadas del agua de cocción del pescado.

Darle un hervor y seguir cubriendo el pescado que se acompaña con 100 gramos de papas hervidas, espolvoreadas con 1 cucharadita de perejil y una ensalada hecha con 1 tomate mediano, 50 gramos de lechuga, 100 gramos de pepino todo cortado, sazonado con sal, pimienta, 1 cucharadita de cebollín picado, 1 cucharada de jugo de limón, 1 cucharada de aceite vegetal.

De postre: 100 gramos de damascos al natural.

MERIENDA: 69 calorías.

1/2 manzana (alrededor de 50 gramos) y 2 galletitas integrales.

CENA: 409 calorías.

Tomates rellenos

Poner 100 gramos de pescado hervido de la misma forma que para el almuerzo, desmenuzarlo y agregarle 1 pepino agridulce en trocitos, 1/2 manzana también en trocitos, unas gotas de jugo de limón, 2 cucharadas de yogurt, 1 cucharadita de aceite vegetal y sal, aderezar también con 1 pizca de curry, pimienta y rellenar dos tomates previamente ahuecados y cortándoles una tapita.

Decorar con ramitas de perejil y acompañar con 3 galletitas integrales y 10 gramos de manteca.

CENA TARDIA: 72 calorías.

Mezclar 100 gramos de yogurt con 1 cucharadita de mermelada a gusto.

Tercer día: 1.454 calorías

DESAYUNO: 312 calorías.

100 gramos de jugo de pomelo, 2 tajadas de pan integral, 10 gramos de manteca, 40 gramos de jamón desgrasado y café o té con poca leche.

ALMUERZO: 583 calorías.

Coliflor gratinada

Cortar un trozo de 250 gramos de coliflor, y hervirla unos minutos en agua con sal. Escurrir y poner en una fuente de vidrio térmica.

Derretir 10 gramos de manteca, agregar 10 gramos de harina, cocinar unos minutos y añadir 1 cucharón de caldo desgrasado. Hacer hervir revolviendo con un batidor.

Sazonar con sal, 1 cucharadita de jugo de limón y una pizca de nuez moscada. Cubrir con la salsa la coliflor, espolvorear con 1 cucharada de queso rallado y gratinar en el horno. Acompañar con 3 papitas pequeñas y 1 vaso de jugo de zanahorias.

De postre licuar 125 gramos de ricotta con 100 gramos de damascos al natural, colocar en compotera y servir bien helado decorando con 1 cucharadita de jalea.

MERIENDA: 60 calorías.

2 galletas integrales, 1 cucharadita de dulce, café con 1 cucharadita de leche.

CENA: 385 calorías

Huevo frito con jamón

Untar 1 tajada de pan integral con 1 cucharadita de mostaza, encima poner 60 gramos de jamón desgrasado. Freír con 5 gramos de manteca 1 huevo, sazonar con sal y poner sobre el jamón. Acompañar con 1 rábano aderezado con 1 cucharadita de jugo de limón y sal.

CENA TARDIA: 114 calorías.

1 vaso de leche descremada mezclada con 20 gramos de germen de trigo.

Cuarto día: 1.402 calorías

DESAYUNO: 338 calorías.

1 vaso de jugo de zanahorias. 2 tajadas de pan integral untadas con 10 gramos de manteca y 75 gramos (2 cucharadas) de ricotta. 6 rabanitos cortados en ruedas sazonados con sal y 1 taza de té con limón o café, pero sin leche.

ALMUERZO: 559 calorías.

Budín de manzana

Disolver 2 cucharadas de leche en polvo descremada con 1/2 taza de agua caliente, mojar con ésta 30 gramos de galletitas integrales y agregar 1 manzana pelada cortada en rodajitas.

Colocar una fuente de vidrio térmico apenas enmantecada.

Batir 1 yema con 1 cucharada de azúcar, mezclarle 100 gramos de ricotta y la clara batida a nieve.

Cubrir la manzana y dorar en el horno.

Acompañar con una compota de 150 gramos de pera cocida con agua y endulzante.

MERIENDA: 50 calorías.

2 galletitas integrales, café o té con 1 cucharadita de leche.

CENA: 403 calorías.

Hamburguesas y ensalada de tomates

Mezclar 100 gramos de carne picada (sin grasa) con 1 cucharada de agua, sal y pimienta.

Formar una albóndiga chata, freír en una sartén con 1 cucharadita de aceite vegetal 5 minutos de cada lado, ponerle encima una rodajita de 20 gramos de queso y dejar freír hasta que se derrita el queso.

Servir con 4 rebanadas finas de pan y una ensalada hecha con 1 tomate en rodajas, 10 gramos de cebolla picada, sal, pimienta, 1 cucharadita de jugo de limón y 1 de aceite vegetal.

CENA TARDIA: 52 calorías

1 manzana pequeñ

Quinto día: 1.423 calorías

DESAYUNO: 310 calorías.

Limpiar y cortar por la mitad 100 gramos de frutillas, mezclarles 125 gramos de petit suisse y 20 gramos de germen de trigo. Servir con 2 tajaditas finas de pan untadas con 5 gramos de manteca y 1 cucharadita de dulce. Té o café con 1 cucharadita de leche y endulzante.

ALMUERZO: 555 calorías.

Repollo Báltico

Hervir 1/4 de litro de agua con verduras como para un caldo. Agregar 100 gramos de carne y cocinar. Cortar 400 gramos de repollo en tiras finas y agregar al caldo junto con la carne y 100 gramos de zanahorias cortadas en ruedas finas.

Retirar las verduras y cocinar todo junto. Sazonar a gusto y mezclar 1 cucharada de salsa de tomates y 2 de yogurt. Servir todo junto en un plato y acompañar con ensalada de 100 gramos de lechuga, 50 gramos de rabanitos cortados y sazonado todo con 1 cucharadita de aceite vegetal, 1 cucharadita de jugo de limón y sal.

De postre servir 1 manzana hervida sin azúcar y 50 gramos de frutillas.

MERIENDA: 136 calorías.

Mezclar 100 gramos de frutillas con 100 gramos de yogurt y 2 cucharadas de germen de trigo.

CENA: 386 calorías.

Canapé de rabanitos

Mezclar 125 gramos de petit suisse con 20 gramos de cebolla picada, 40 gramos de salchichón picado. Untar una rebanada de pan integral con 5 gramos de manteca, cubrir con el petit suisse y decorar con 50 gramos de rabanitos cortados en rodajitas sazonados con sal.

CENA TARDIA: 36 calorías.

1 vaso de jugo de zanahorias.

Sexto día: 1.422 calorías

DESAYUNO: 292 calorías.

Rallar 1 manzana, mezclar enseguida con 2 cucharadas de yogurt, 1 cucharadita de jugo de limón y 1 banana pequeña pisada. Agregar 1 cucharada de miel, una pizca de canela y salpicar con 2 cucharadas de germen de trigo. Servir helado. Café o té con 1 cucharadita de leche.

ALMUERZO: 576 calorías.

Hígado con ensalada de pepinos

Quitar la piel a un bife de hígado de 125 gramos, sazonar con sal, enharinarlo y dorar en una sartén con 1 cucharada de aceite vegetal cocinando de ambos lados.

Lavar y cortar finos 200 gramos de champiñones, calentar y espolvorear con 1 cucharadita de perejil picado. Colocar el hígado en un plato, agregarle los champiñones y 30 gramos de puré de papas en copos preparado con 1 taza de leche descremada.

Servir con una ensalada preparada con 150 gramos de pepinos en rodajas, 1 cucharadita de jugo de limón, 1 de aceite vegetal, sal y pimienta.

De postre, 1 pera.

MERIENDA: 87 calorías

2 galletas integrales untadas con 5 gramos de manteca y café o té con 1 cucharadita de leche.

CENA: 408 calorías.

Canapés de ricota

Diluir 2 cucharadas de leche en polvo descremada con 1/8 de agua. Agregarle 125 gramos de ricotta, 1 cucharadita de aceite vegetal, 1 cucharadita de cebollín picado, 50 gramos de berro y poner sobre 4 rebanadas de pan untadas con 10 gramos de manteca. Acompañar con 1 vaso de jugo de zanahorias.

CENA TARDIA: 59 calorías.

1 pera

Séptimo día: 1.406 calorías

DESAYUNO: 307 calorías.

1 naranja de 100 gramos, 1 tajada de pan integral untada con 5 gramos de manteca y 30 gramos de queso petit suisse. 2 galletas integrales, 1 cucharadita de dulce. Té o café con 1 cucharadita de leche descremada.

ALMUERZO: 580 calorías.

Risotto con pollo y ensalada de tomates

Dorar 1 cebollita en 1 cucharada de aceite vegetal, agregar 1 ají morrón en trocitos, 1 tomate, pelado y picado, 30 gramos de arroz y dejar cocinar a fuego lento 20 minutos.

Quitar la piel y los huesos a ¼ de pollo de manera que sean aproximadamente 150 gramos, dorar con la salsa, previamente cortado el pollo en trocitos. Agregar al arroz con la salsa y cocinar todo junto añadiendo 1 cucharadita de pimentón dulce.

Acompañar con una ensalada preparada con 1 tomate en rodajas, 10 gramos de cebolla en tiritas muy finas, sal, pimienta, 1 cucharadita de jugo de limón y 1 cucharadita de aceite vegetal.

De postre ensalada de manzanas preparada con 1 manzana pelada cortada en rodajitas muy finas, 1 cucharada de jugo de limón, 1 cucharadita de pasas de uvas y 5 gramos de almendras peladas.

MERIENDA: 37 calorías.

Disolver 2 cucharadas de leche descremada en polvo con 100 gramos de agua y tomar bien helado.

CENA: 446 calorías.

Ensalada de queso y de zanahorias

Cortar en daditos o tiras pequeñas 70 gramos de queso fresco y 1 manzana pequeña pelada.

Agregar 1 cebolla pequeña picada, 1 cucharada de vinagre, 1 cucharadita de aceite vegetal, pizca de sal y acompañar con 3 tajadas de pan y ensalada de zanahorias preparada con 100 gramos de zanahorias ralladas sazonadas con sal, 1 cucharadita de jugo de limón, 1 de aceite vegetal y 1 de perejil picado.

CENA TARDIA: 36 calorías.

1 vaso de jugo de zanahorias.

SEGUNDA SEMANA

Primer día: 1.414 calorías

DESAYUNO: 342 calorías.

Untar 1 tajada de pan integral con 60 gramos de queso untable y cubrir con 40 gramos de mortadela. Servir con 1 tomate pequeño y café o té con 1 cucharadita de leche.

ALMUERZO: 536 calorías.

Omelette de hongos

Separar las yemas y las claras de 2 huevos. Batir las yemas con 2 cucharadas de agua. Batir las claras a nieve agregando 1 pizca de sal y unir las dos preparaciones.

Calentar en una sartén 10 gramos de manteca, echar la mezcla, dejar que se solidifique y se dore la parte de abajo. Para que no se pegue levantar la pasta de vez en cuando con una espátula.

Remojar en agua 200 gramos de hongos, escurrir y calentar en una sartén, sazonar con sal y pimienta. Acomodar sobre la omelette y doblar por la mitad. Dejar tapada 2 o 3 minutos y servir espolvoreada con 1 cucharadita de perejil picado.

Servir un tomate sancochado, es decir cortarlo en trozos, y cocinar un poco con su propio jugo.

De postre mezclar 125 gramos de ricotta con 100 gramos de duraznos frescos, 1 cucharada de dulce de damascos y 100 gramos de leche descremada. Servir helado.

MERIENDA: 28 calorías.

Cóctel de verduras

Lavar 200 gramos de zanahorias y 1 corazón de apio. Cortar en trocitos y pasar por juguera o licuadora. Darle sabor con 1 cucharadita de jugo de limón y pizca de sal.

CENA: 364 calorías.

Ensalada fiambre

Cortar en pequeños trozos 60 gramos de mortadela junto con 1 pepino agridulce de 200 gramos, mezclarle 1 cucharadita de vinagre de manzana y 2 cucharadas de caldo desgrasado. Servir con 1 cebolla cortada en aros.

CENA TARDIA: 144 calorías.

Licuar 100 gramos de damascos pelados con ¼ de litro de leche fría descremada y endulzante. Servir helado.

Segundo día: 1.466 calorías

DESAYUNO: 273 calorías.

200 gramos de cuajada mezclada con 100 gramos de frutilla, 2 galletas integrales untadas con 5 gramos de manteca y café o té con 1 cucharadita de leche descremada.

ALMUERZO: 489 calorías.

Pescado con ensalada de pepinos

Lavar un filet de pescado de 200 gramos, espolvorear de ambos lados con 1 cucharadita de harina, salar y freír de los dos lados con 1 cucharadita de aceite vegetal. Servir con 1 rodaja de limón y 1 papa pequeña hervida.

Acompañar con ensalada de pepinos preparada con 150 gramos de pepino en rodajas, 1 cucharadita de sal, 1 pizca de pimienta, 1 cucharadita de jugo de limón y 1 cucharada de yogurt.

De postre: 1 rodaja de 100 gramos de melón.

MERIENDA: 80 calorías

125 gramos de cerezas frescas.

CENA: 501 calorías.

Huevo revuelto con corned beef y ensalada

Romper 1 huevo en un plato y batirlo con 1 cucharada de leche en polvo descremada, sal y pimienta. Calentar 10 gramos de manteca o margarina, echar el huevo y cocinar revolviendo.

Cuando comienza a estar cremoso agregar 1 cucharada de cebollín picado y 125 gramos de corned beef picado. Servir con 1 rebanada de pan untada con mostaza.

Servir con ensalada preparada con 100 gramos de lechuga, sal, pimienta, 1 cucharadita de aceite vegetal y 1 de jugo de limón.

CENA TARDIA: 123 calorías.

Licuar 100 gramos de frutillas con 100 gramos de leche descremada. Servir bien helado.

Tercer día: 1.423 calorías

DESAYUNO: 299 calorías.

1 tajada de pan integral untada con 3 cucharaditas de ricotta aderezada con 1 cucharadita de aceite vegetal. Cubrir con rodajas de 50 gramos de pepino. Café o té con 1 cucharadita de leche descremada.

ALMUERZO: 501 calorías.

Tomates rellenos con ensalada

Mezclar 50 gramos de carne desgrasada picada con 50 gramos de salchicha de viena picada, 20 gramos de cebolla picada, 1/2 diente de ajo picado, 1 cucharadita de perejil picado, sal y pimienta.

Ahuecar 2 tomates grandes, rellenarlos con la mezcla, poner en una asadera y asar en el horno. Acompañar con 30 gramos de puré en copos preparado con leche descremada en polvo y agua.

Servir ensalada preparada con 50 gramos de lechuga, 50 gramos de tomate en rodajas, 100 gramos de pepinos, sal, 1 cucharadita de vinagre de manzanas y 1 de aceite vegetal.

De postre: 100 gramos de cerezas.

MERIENDA: 87 calorías.

2 tajadas de pan integral untadas con 5 gramos de margarina o manteca. Café o té con 1 cucharadita de leche.

CENA: 443 calorías.

Carne asada fría con ensalada de papas

Cortar en 2 rebanadas 125 gramos de carne asada. Servir con 6 rabanitos en rodajas, unas hojitas de berro y 150 gramos de papas cocidas con cáscara y luego peladas, cortadas en ruedas y sazonadas con sal, 1 cucharada de vinagre de manzana, 1 cucharadita de aceite vegetal y 1/2 taza de caldo desgrasado.

CENA TARDIA: 93 calorías.

1 yogurt de 150 gramos.

Cuarto día: 1.419 calorías

DESAYUNO: 320 calorías.

Mezclar 100 gramos de petit suisse con 100 gramos de frutillas. Acompañar con 1 rebanada de pan tostado untado con 5 gramos de manteca y 20 gramos de queso Gouda. Té o café con 1 cucharadita de leche descremada.

ALMUERZO: 496 calorías.

Pollo con ensalada

Hervir con agua y verduras 1/4 de pollo, quitar la piel y los huesos para obtener 150 gramos.

Lavar y cortar en trozos 300 gramos de verduras (arvejas, zanahorias, coliflor) y hervirlas con muy poca agua, escurrirlas y mezclarles el pollo, la sal, la pimienta, y 2 o 3 cucharadas de caldo desgrasado.

Agregar 1 cucharadita de jugo de limón y espolvorear con perejil picado.

De postre: 100 gramos de frambuesas o cerezas.

MERIENDA: 87 calorías.

2 galletas integrales untadas con 5 gramos de manteca. Café o té con 1 cucharadita de leche descremada.

CENA: 480 calorías.

Tostadas con sardinas y melón relleno

100 gramos de sardinas, ponerlas en un plato con 1 rebanada de pan tostado y rociar las sardinas con 1 cucharadita de jugo de limón.

Servir bien frío con 1/2 melón de 200 gramos relleno con 100 gramos de frambuesas o frutillas y 100 gramos de cerezas.

CENA TARDIA: 36 calorías

Jugo de zanahorias (1 vasito).

Quinto día: 1.453 calorías

DESAYUNO: 323 calorías.

Mezclar 200 gramos de petit suisse con 1 cucharada de cebollín picado y 6 rabanitos en rodajitas. Acompañar con 1 rebanada de pan integral untado con 5 gramos de manteca o margarina. Café o té con 1 cucharadita de leche descremada.

ALMUERZO: 525 calorías.

Pescados con verduras

Dorar 50 gramos de cebolla picada con 1 cucharada de aceite, agregar 100 gramos de apio picado, 1/2 pocillo de agua y cuando está tierno el apio añadir 1 tomate picado, sal, pimienta y 200 gramos de pescados, si se quiere de distintos tipos, cortados en postas pequeñas.

Agregar 1 taza más de agua y hervir a fuego muy lento hasta que el pescado esté tierno. Debe quedar algo caldoso. Servir con perejil picado por encima y una tostada.

Acompañar con 150 gramos de zanahorias crudas ralladas sazonadas con sal, 1 cucharadita de perejil picado, 1 de jugo de limón y 1 de aceite vegetal.

De postre: 100 gramos de damascos frescos.

MERIENDA: 97 calorías.

1 tostada untada con 5 gramos de manteca y 1 cucharadita de dulce a gusto. Café o té con 1 cucharadita de leche descremada.

CENA: 427 calorías.

Crostinos de queso y ensalada

Untar 2 tostadas con 200 gramos de queso fundido. Llevar al horno para que se funda el queso y cubrir con 1 tomate en trocitos.

Acompañar con ensalada preparada con 100 gramos de lechuga, 100 gramos de tomates en rodajas, 1 pepino en rodajas, sal, pimienta, 1 cucharadita de jugo de limón y 1 de aceite vegetal.

CENA TARDIA: 81 calorías

150 gramos de damascos frescos.

Sexto día: 1.456 calorías

DESAYUNO: 296 calorías.

Mezclar 1 yogurt con 50 gramos de frambuesas y endulzante. Acompañar con 1 huevo pasado por agua, 1 tostada untada con 5 gramos de manteca y 1 cucharadita de dulce. Café o té con 1 cucharadita de leche descremada.

ALMUERZO: 513 calorías.

Churrasco en ensalada

Mezclar 100 gramos de frijoles hervidos con 50 gramos de lechuga, 50 gramos de tomate en rodajas pequeñas, 20 gramos de cebolla en anillos, sal, 1 cucharadita de jugo de limón y 1 de aceite vegetal.

Servir la ensalada con 1 churrasco de 150 gramos, mojado con 1 cucharadita de aceite vegetal y hecho a la plancha con sal y pimienta. Agregar 100 gramos de papas hervidas, cortadas en ruedas y condimentadas con sal y 1 cucharadita de perejil picado.

De postre 150 gramos de melón cortado en trozos y mezclado con 50 gramos de frambuesas o frutillas.

MERIENDA: 28 calorías.

1 galletita integral. Café o té con 1 cucharadita de leche descremada.

CENA: 453 calorías.

Ensalada de queso

Cortar en cubos 70 gramos de queso, 1 manzana pequeña pelada y agregar 1 tomate en trozos, 6 rabanitos en rodajitas, 50 gramos de lechuga, 1 pizca de mostaza en polvo, sal, 1 cucharadita de jugo de limón y 1 de aceite vegetal. Servir con 2 rebanadas de pan integral.

CENA TARDIA: 166 calorías.

Pelar 1 durazno, quitar el carozo, partir por la mitad y rellenar con 100 gramos de petit suisse mezclado con 1 cucharadita de dulce de frutas.

Séptimo día: 1.422 calorías

DESAYUNO: 276 calorías

Mezclar 100 gramos de petit suisse con 1 cucharadita de dulce. Servir bien frío con 1 rebanada de pan integral, 60 gramos de queso untable, 30 gramos de rabanitos sazonados con sal y té o café con 1 cucharadita de leche descremada.

ALMUERZO: 574 calorías.

Ñoquis de damascos y ensalada

Pelar 150 gramos de papas, hervirlas, pasarlas por prensa puré y mezclar con 1 cucharada de leche descremada, 1 cucharada de semolín y 1 yema. Dejar descansar. Quitar el carozo a 200 gramos de damascos frescos pelados, reservar 3 y los demás hervirlos en agua con endulzante.

Dividir la masa de papa en tres partes iguales, envolver adentro los 3 medios damascos formando ñoquis grandes. Cocinarlos en agua hirviendo durante 10 minutos. Servir con la compota de damascos.

Acompañar con ensalada preparada con 50 gramos de lechuga, 50 gramos de tomate en rodajas, 100 gramos de pepino en rodajas, sal, pimienta, 1 cucharadita de aceite vegetal y 1 de jugo de limón.

MERIENDA: 27 calorías.

50 gramos de damascos frescos.

CENA: 452 calorías.

Huevo revuelto con jamón y ensalada de tomates

Batir 1 huevo con 1 cucharada de leche en polvo descremada y 1 cucharada de leche. Calentar en una sartén 1 cucharadita de aceite vegetal, echar el huevo y 25 gramos de jamón cocido en trozos.

Revolver hasta que esté cremoso, retirar, poner sobre 2 tajadas de pan y cubrir con 25 gramos de jamón cocido desgrasado.

Servir con ensalada preparada con 100 gramos de tomate en rodajas, 20 gramos de cebollas en ruedas finas, 1 cucharadita de jugo de limón y 1 cucharadita de aceite vegetal.

CENA TARDÍA: 93 calorías

1 yogurt.

Estimado Lector:

Nos interesan mucho tus comentarios y opiniones sobre esta obra. Por favor ayúdanos comentando sobre este libro. Puedes hacerlo dejando una reseña en la tienda donde lo has adquirido.

Puede también escribirnos por correo electrónico a la dirección **info@editorialimagen.com**

Si deseas más libros como éste puedes visitar el sitio web de **Editorialimagen.com** para ver los nuevos títulos disponibles y aprovechar los descuentos y precios especiales que publicamos cada semana.

Allí mismo puedes contactarnos directamente si tienes dudas, preguntas o cualquier sugerencia. ¡Esperamos saber de ti!

Más Libros de la Autora

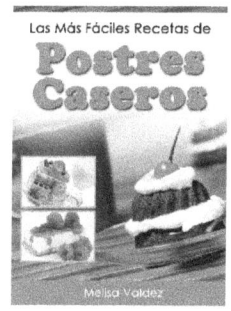

Las Más Fáciles Recetas de Postres Caseros

Esta selección contiene recetas prácticas que, paso a paso, enseñan a preparar los postres, marcando el tiempo que se empleará, el coste económico, las raciones y los ingredientes.

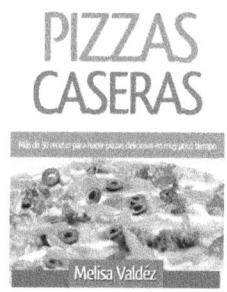

Pizzas Caseras - Más de 50 recetas para hacer pizzas deliciosas en muy poco tiempo

Lo mejor de las pizzas es que son increíblemente fáciles de hacer, y baratas. Además de recetas, cómo hacer la masa con y sin levadura. También muchas fotografías. ¡Pizzas caseras rápidas y deliciosas!

Más Libros de Interés

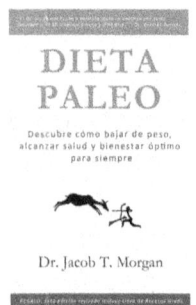

Dieta Paleo - Descubre cómo bajar de peso, alcanzar salud y bienestar óptimo para siempre

Luego de ver a qué se le llama dieta paleolítica, sus virtudes y beneficios, veremos temas de importancia, tales como la preparación para su dieta Paleo, cómo manejar los antojos y los síntomas y le ayudaremos en la planificación de su dieta, y cuidar de sí mismo.

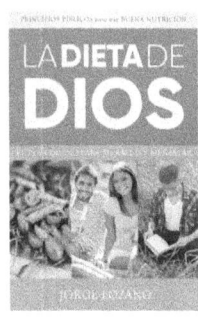

La Dieta de Dios – El plan divino para tu salud y bienestar

Es hora de que rompamos la miserable barrera nutricional y empecemos a disfrutar de la buena salud y el bienestar que Dios quiere que tengamos. Principios bíblicos para una buena nutrición y fundamentos para edificar un cuerpo fuerte y sano para disfrutar de la vida.

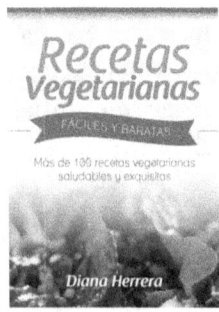

Recetas Vegetarianas Fáciles y Baratas - Más de 100 recetas vegetarianas saludables y exquisitas para toda ocasión.

Un recetario que contiene una selección de recetas vegetarianas saludables y fáciles de preparar en poco tiempo.

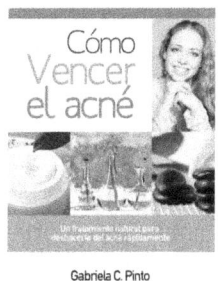

Cómo Vencer el Acné - Un tratamiento natural para deshacerte del acné rápidamente

Si sufres de acné, ya sabes cuán doloroso y humillante puede ser padecer de granos, barros o cualquier tipo de irritación de la piel. Y probablemente ya has probado todo lo que ha llegado a tus manos para mejorar tu afección.

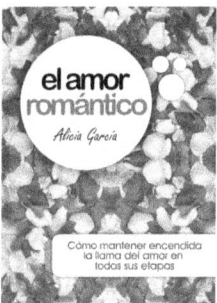

El amor romántico - Cómo Mantener Encendida la Llama del Amor en Todas sus Etapas.

¿Qué podemos hacer para mantener vivo el romance? Con tantos matrimonios que terminan en divorcio, ¿cómo logramos ser diferentes? ¿Cómo tenemos una relación satisfactoria que dure toda la vida

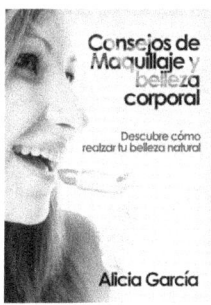

Consejos de Maquillaje y Belleza Corporal - Descubre cómo realzar tu belleza natural

Consejos para un maquillaje perfecto. Quiero invitarte a que conozcas los pasos para que tu maquillaje luzca impecable en esos momentos especiales y además dejarte consejitos adicionales. - Cuidados de la Piel.

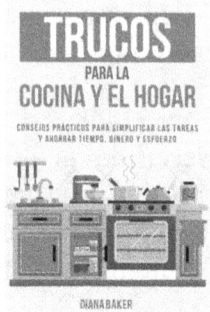

Trucos para la Cocina y el Hogar – Consejos prácticos para simplificar las tareas y ahorrar tiempo, dinero y esfuerzo.

Nuestra vida agitada pide que simplifiquemos nuestras tareas. Más de 650 trucos o pequeñas ayudas pero con largo alcance. Consejos referentes a los alimentos, limpieza, jardín, el coche y mascotas.

*****

www.ingramcontent.com/pod-product-compliance
Lightning Source LLC
LaVergne TN
LVHW021742060526
838200LV00052B/3418